DIOGO RODRIGUES

MARKETING MÉDICO EM EVOLUÇÃO

ESTRATÉGIAS DE MARKETING PARA O MÉDICO MODERNO

2024

Dados Internacionais de Catalogação na Publicação (CIP)

Rodrigues, Diogo
Marketing Médico em Evolução: estratégias de marketing para o médico moderno / Diogo Rodrigues. -- Rio de Janeiro: ArteSam Editora, 2024

126p.: 21cm.

Inclui bibliografia.
ISBN 978-85-471-0949-3

1. Marketing médico. I. Título.

0624-02 CDD 658.8

Ficha catalográfica elaborada por:
Débora Soares Vicente de Santana - Bibliotecária CRB-9/1914

Índice para catálogo sistemático:
1. Marketing 658.8

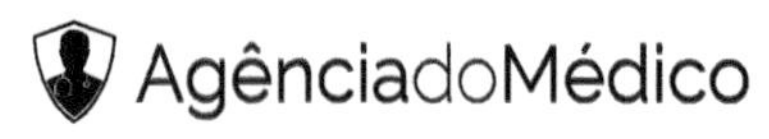

@agenciadomedico
diogo@agenciadomedico.com.br
www.agenciadomedico.com.br

DEDICATÓRIA

Este livro é dedicado com gratidão...

A Tamires, minha esposa, cujo amor, companheirismo e parceria têm sido a luz em minha trajetória. Aos meus filhos, Arthur e Bento, que todos os dias me lembram do verdadeiro sentido da vida.

A minha mãe, Juçara, e ao meu pai, Marco Antônio (in memoriam): graças a vocês, trilhei este caminho. Obrigado por tudo.

Ao Thiago, meu irmão, meu espelho desde sempre, e ao meu afilhado, Caio, por me conceder a honra de ser seu padrinho.

Às minhas avós, Irene e Dona Nininha *(in memoriam)*, pelo carinho, apoio e pelas inúmeras histórias que marcaram minha infância.

A toda a extensão das famílias Das Chagas Gomes e Rodrigues Gomes, minha base.

Aos amigos que acumulei ao longo da vida. Em especial, ao meu amigo Dr. Ronny Cipriano, que me trouxe a este fascinante universo da medicina e do marketing médico.

À incrível equipe da Agência do Médico, cuja dedicação e talento multiplicam os nossos feitos.

Aos inúmeros médicos que confiaram em mim e permitiram que eu fosse parte de suas incríveis jornadas profissionais.

AGRADECIMENTOS

Ao chegar ao fim desta obra, gostaria de expressar minha mais sincera gratidão a todos aqueles que contribuíram para a realização deste projeto. Um agradecimento especial à minha família, que ofereceu apoio incondicional e compreensão nos momentos mais desafiadores desta jornada. Sua paciência e amor foram essenciais para que este livro se tornasse realidade.

Aos meus colegas e amigos, colaboradores da agência e clientes, cujas insights e experiências enriqueceram profundamente o conteúdo deste livro.

Por fim, agradeço a você, leitor, por dedicar seu tempo e energia para explorar este livro. Espero que as páginas que você percorreu lhe ofereçam o conhecimento e a inspiração necessários para levar sua prática profissional a um outro patamar. Que sua jornada no marketing médico seja tão gratificante quanto foi a minha ao compartilhar estas estratégias com você.

Obrigado e boa jornada!

PREFÁCIO

Meu primeiro contato com o marketing médico foi nos Estados Unidos, mais precisamente na International Drive Road, em Orlando na Flórida, quando via aqueles outdoors imensos com a propaganda de médicos e suas clínicas.

Na época, não tínhamos esse tipo de publicidade médica no Brasil, até porque o nosso Conselho Federal de Medicina não permitia.

Algum tempo depois, com o marketing médico na cabeça, resolvi conversar sobre o tema com o Diogo, que já era uma autoridade em marketing empresarial e era um amigo que confiava. Ali iniciamos um trabalho juntos de marketing médico (do zero!).

Naturalmente, nesse início tivemos muitos erros e acertos. Mas tudo foi crescendo e dando tão certo que testemunhei ali uma das maiores agências de marketing médico do Brasil, a Agência do Médico, e um dos grandes especialistas no tema.

Desde então a minha vida de traumatologista em emergências hospitalares se transformou em uma rotina de consultório, fazendo o que sempre mais amei, que era o contato com o público, porém de um jeito mais humanizado, voltado para o exercício e esporte, trazendo à vida das pessoas maior qualidade.

Definitivamente o marketing interliga a sociedade ao médico, com uma visão de igualdade, convivendo e aprendendo com a sua rotina diária.

Sou um super fã deste profissional e amigo que irá narrar histórias e lhes ensinar mais sobre o marketing médico ao longo dos próximos capítulos.

Desfrutem dessas páginas pois elas contém não só ensinamentos técnicos mas histórias de vida pelas quais o escritor passou ao longo de todos esses anos, ensinando e auxiliando os médicos a aproximarem-se de seus pacientes.

Ronny Cipriano

SUMÁRIO

INTRODUÇÃO

Marketing Médico em Evolução é um convite à transformação e uma ferramenta para navegar no crescente universo do marketing médico, especialmente desenhado para profissionais que desejam expandir sua presença no mundo digital e conectar-se de maneira mais significativa com seus pacientes.

Não é segredo que a medicina como a conhecemos passou e ainda passa por mudanças, algumas até revolucionárias, sem exagero. Essas transformações não se restringiram apenas aos avanços tecnológicos e procedimentos inovadores, mas também ao modo como os médicos se comunicam e se posicionam no ambiente digital. Com o crescente acesso à internet e a proliferação de dispositivos móveis, nunca foi tão crucial para médicos e profissionais da saúde entenderem e aplicarem estratégias de marketing digital eficazes.

Este livro é fruto de anos de estudo, prática e observação. É uma resposta às inúmeras perguntas e desafios que profissionais da saúde enfrentam diariamente em suas práticas. Aqui, você encontrará não apenas teorias, mas também exemplos práticos, estudos de caso reais e estratégias testadas que visam não apenas aumentar sua visibilidade, mas também fortalecer a confiança e a credibilidade junto ao seu público-alvo.

Desde a exploração de redes sociais, passando pela gestão da reputação online e o uso ético de publicidade digital, cada capítulo deste livro foi desenhado para oferecer um conteúdo valioso e aplicável. Nossa jornada juntos irá equipá-lo com o conhecimento necessário para transformar sua prática médica, adaptando-se às exigências do mercado moderno e às expectativas de pacientes cada vez mais informados e exigentes.

Além disso, este livro também aborda a importância da ética e da responsabilidade social, ressaltando que, no coração do marketing médico, deve sempre prevalecer o compromisso com o bem-estar e a saúde dos pacientes. O objetivo é garantir que cada estratégia e ferramenta apresentada aqui seja utilizada como um guia para aprimorar a qualidade do atendimento e a experiência do paciente.

Prepare-se para mergulhar em um conteúdo rico e transformador que irá desafiá-lo a pensar de maneira diferente e inovadora. Seja você um médico recém-formado em busca de estabelecer sua marca, ou um profissional experiente procurando modernizar sua abordagem, este livro é para você.

CAPÍTULO 1

O MARKETING MÉDICO MODERNO

Há uma década, quando comecei minha jornada no complexo mundo do marketing médico, o cenário era completamente diferente do que temos hoje.

Clínicas e profissionais de saúde ainda se apoiavam intensamente em publicidade tradicional (do que era permitido pelo CFM) e o eterno poder do boca a boca. Além disso, *"havia lugar para todo mundo"*.

A verdade é que o cenário mudou muito e sabemos disso.

Você, porque está vivendo essa mudança no campo de batalha. E eu também, mas por um outro ângulo. Vivi e vivo essa mudança diariamente na Agência do Médico, agência de marketing médico que fundei há 10 anos.

Ao longo dessa década, eu não estava simplesmente observando de fora. Estava imerso e colaborando na estratégia de mais de 1000 médicos que estão ou estiveram comigo na agência.

Também adaptando-me, aprendendo e, acima de tudo, testemunhando uma revolução profunda, que se desenrolava bem diante dos meus olhos. Dos nossos olhos.

A evolução do Marketing Médico

O marketing médico em si já foi uma evolução para a área da saúde. Então, por que não dizer que estamos no aperfeiçoamento da evolução?!

Em meus primeiros anos neste campo, era comum ouvir médicos e outros profissionais de saúde falando sobre como tudo era mais "simples" antes. Naquela época, a visibilidade de um médico era frequentemente determinada pela localização de sua clínica ou por sua rede de contatos pessoais. Ou pelo livro do plano.

Mas chegou a era digital e com ela uma transformação fatal. Não apenas na forma como os médicos se promoviam e comunicam, mas em todo o ecossistema da saúde. Pacientes tornaram-se mais informados e exigentes, médicos buscavam novas maneiras de estabelecer sua presença e, claro, a tecnologia se firmou como o elo transformador entre os dois.

A internet, inicialmente, introduziu os sites de clínicas - páginas estáticas que serviam principalmente como um cartão de visita digital. No entanto, em pouco tempo, vi esses sites transformarem-se em plataformas dinâmicas, ricas em conteúdo, interativas e focadas no paciente.

As redes sociais, inicialmente recebidas com desconfiança no mundo médico, rapidamente mostraram seu valor. Médicos e clínicas começaram a reconhecer o poder do engajamento online, da criação de conteúdo e a telemedicina surgiu, desafiando as noções tradicionais de consulta e atendimento.

A importância do Marketing Digital na Medicina

Então, por que essa transformação tem sido tão significativa? A resposta está na evolução da forma de nos comunicarmos e das expectativas dos pacientes.

A nova geração de pacientes, cheia de informações ao alcance dos dedos, não só quer encontrar seu médico online, mas também analisá-lo, entender seus serviços e ler feedbacks antes de dar o primeiro passo.

E vou além. Querem saber também se existe um "match" antes de agendar uma consulta.

Muito diferente dos livros de plano de saúde ou das páginas amarelas.

Para os profissionais de saúde, não abraçar o marketing digital é correr o risco de se tornar invisível a esse novo paciente informado e conectado. Digo novo paciente na forma de se comunicar e buscar informação, não da idade em si.

Sim, posso afirmar isso. Minha mãe, no alto dos seus 65 anos (2024), acabou de realizar uma cirurgia plástica de alto valor encontrando o seu médico pelo Instagram.

Ela só me pediu que o investigasse. Tem registro no conselho? Como são as avaliações? Já foi meu cliente na Agência do Médico? Essas foram algumas das suas dúvidas.

Mas não foi só com a minha mãe. Percebi ao longo dos anos que não é apenas sobre estar online, mas sobre como você se conectar, interagir e, mais importante, como agregar valor a esse espaço digital.

Não é apenas uma questão de atrair novos pacientes, mas de estender a relação médico-paciente para além dos limites físicos de uma clínica ou hospital.

Vou guiá-lo, ao longo deste livro, através não apenas do conhecimento técnico e acadêmico que reuni, mas também das lições valiosas que aprendi observando e interagindo com esse ecossistema em constante evolução.

Conheci e vivi histórias de médicos reais, como você, e quero compartilhá-las contigo.

Espero que, ao final, você compreenda e se sinta tão apaixonado pelo poder e potencial do marketing digital na medicina quanto eu.

O cenário da medicina no Brasil

Não é novidade que o Brasil tem vivido um aumento significativo no número de médicos e universidades de medicina nos últimos anos.

Em 2000, havia cerca de 230 mil médicos no país, e esse número dobrou para mais de 500 mil em 2023. Se esse dado não te faz pensar que definitivamente o mercado mudou, não precisa mais seguir lendo esse livro.

O ponto vai além. O número de universidades de medicina também aumentou, de 89 em 2000 para 161 em 2023.

Dados e referências

- Censo da Educação Superior, realizado pelo Instituto Nacional de Estudos e Pesquisas Educacionais Anísio Teixeira (Inep), do Ministério da Educação.
- Relatórios do Conselho Federal de Medicina (CFM).

- Lei do Mais Médicos, Lei nº 12.871, de 22 de outubro de 2013.

Esses médicos recém-formados são nativos digitais e trazem consigo uma familiaridade com a tecnologia que os médicos mais experientes muitas vezes não têm.

Eles cresceram navegando na internet, utilizando smartphones e explorando redes sociais. Essa fluência digital não só facilita a adoção de novas tecnologias em suas práticas médicas, como também confere a eles uma vantagem única na comunicação com uma população cada vez mais conectada e informada.

A capacidade de integrar habilidades digitais no dia a dia da prática médica transforma esses novos médicos em profissionais altamente adaptáveis e inovadores.

Eles estão mais preparados para utilizar prontuários eletrônicos, realizar consultas por telemedicina, implementar estratégias de marketing digital e gerenciar sua presença online de maneira eficaz.

Para eles, o uso de ferramentas digitais para aprimorar o atendimento ao paciente e a gestão da clínica é quase intuitivo.

CAPÍTULO 2

FUNDAMENTOS DO MARKETING DIGITAL

Quando você ouve a expressão **"marketing digital"**, qual é a primeira imagem que vem à sua mente?

Talvez você pense em anúncios pop-up irritantes que aparecem enquanto você tenta ler um artigo online ou em influenciadores nas redes sociais promovendo o último produto da moda.

A realidade é que o marketing digital é muito mais abrangente do que ter apenas um perfil em uma rede social, por exemplo.

O que é marketing digital?

Marketing digital é, essencialmente, a promoção de produtos, serviços ou marcas através de meios eletrônicos, principalmente a internet. Mas não é só isso.

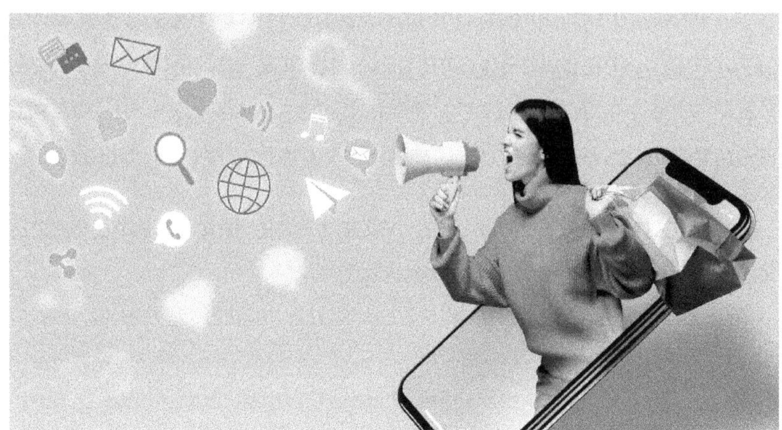

Quando a internet ainda era um grande matagal, a simples presença online era o suficiente, hoje o marketing digital engloba uma gama de estratégias, técnicas e ferramentas que permitem a interação, engajamento e conversão de visitantes em clientes fiéis (pacientes, no caso dos médicos).

Por que os médicos deveriam se importar com marketing digital?

Agora, você deve estar se perguntando (ou não): "Por que, como médico, devo me preocupar com isso?".

Já falamos a esse respeito acima, mas vamos abordar o assunto sob outro aspecto.

E a resposta é simples, mas fundamental. No mundo moderno, a primeira interação de um paciente em potencial com um médico é, na maioria das vezes, online.

Antes de pisar em um consultório ou clínica, o paciente já formou uma opinião com base no que encontrou na web. Pode ser a partir do site do médico, das avaliações de pacientes anteriores ou de artigos e postagens nas redes sociais.

E acredite, esse é um fator muito importante nessa *"corrida pela marcação da consulta"*.

Além disso, a medicina, por sua natureza, é construída sobre confiança. E o marketing digital oferece a plataforma ideal para construir e fortalecer essa confiança.

Através de conteúdos educativos, interação nas redes sociais, apresentação da formação acadêmica e feedbacks transparentes, os médicos têm a oportunidade de não apenas promover seus serviços, mas também estabelecerem-se como autoridades em suas respectivas especialidades.

Antes de fechar, quero deixar claro que o marketing digital respeita a individualidade do médico. Respeita a idade, especialidade, crenças e perfil pessoal. Ou seja, o marketing é quem deve se adaptar ao médico, não o contrário. Mas vamos falar mais sobre isso à frente.

Os pilares do marketing digital

Entender o marketing digital requer uma avaliação de seus pilares fundamentais. Abaixo fiz alguns resumos, mas vamos aprofundar sobre conceitos e estratégias na prática no próximo capítulo.

***Importante:** É fundamental que você conheça pilares, ferramentas e estratégias, para que sirvam e se encaixem na sua especialidade e estratégia. Mas não necessariamente você deve ser o responsável pela operação e atividade em si. Entretanto, conhecê-las irá facilitar a sua visão e permitir avaliar se está no rumo certo e o que imagina que funciona ou não para você.*

❶ **Site médico:** Indispensável. Escuto muitos médicos que acreditam que não precisam de site e que eles estão em desuso. Ideia completamente errada.

O site é a sua casa virtual. Onde você de fato é dono. Dalí ninguém lhe tira (é claro, mantendo em dia sua hospedagem e domínio). Além de ser o local onde pacientes potenciais encontram informações detalhadas e aprofundadas sobre você, sua especialidade, sua clínica e seus serviços.

O site deve ser visualmente atrativo, informativo e otimizado para dispositivos móveis e mecanismos de busca. Sua importância também se dá no seu uso para campanhas de tráfego (google e meta ads).

❷ **Redes sociais:** Ferramentas essenciais para engajar diretamente com seu público, compartilhar informações, e construir uma marca médica sólida e confiável.

Plataformas como Instagram, Facebook, TikTok e LinkedIn permitem uma comunicação direta e humanizada com pacientes e colegas médicos.

A estratégia correta da rede social e qual plataforma vai sempre variar de acordo com o seu público e especialidade, mas independentemente de qual seja, os perfis servem como provas sociais e são utilizados pelos pacientes para avaliar o médico antes de agendar uma consulta.

❸ **Google Meu Negócio:** Uma ferramenta crucial para locais de atendimento. Permite que sua clínica ou consultório seja facilmente encontrado em pesquisas locais, exibindo informações essenciais como horário de funcionamento, localização e avaliações. É gratuita, mas precisa ser bem preenchida e atualizada para ter mais relevância nas buscas.

❹ **Blogs e conteúdo educativo:** Permite que você se estabeleça como autoridade em sua área de atuação. Publicações regulares que esclarecem dúvidas, desmistificam procedimentos e fornecem informações valiosas são uma excelente estratégia para atrair e engajar pacientes.

Fazer vídeos no YouTube também é uma excelente forma de trabalhar conteúdo educativo e aumentar a relevância da sua marca.

Entretanto, não deve ser encarada como uma estratégia de curto prazo, já que pode atrair pacientes de todo Brasil (e do mundo). Se a sua estratégia é o atendimento online, essa estratégia pode ser muito útil.

❺ **Identidade visual e marca:** Tenha uma marca f0d*! Não negligencie. Eu poderia só deixar essas palavras, mas vou um pouco além.

É a forma como você é percebido online e offline.

Uma marca sólida e uma identidade visual consistente criam um senso de confiabilidade e profissionalismo. Pense em você como um cliente e imagine sua percepção sobre qualquer profissional que não se apresenta bem. Percebe?

❻ **Vendas e CRM (Gestão de Relacionamento com o Cliente):** Estratégias para converter visitantes em pacientes, gerenciar o relacionamento com eles, e garantir uma experiência de atendimento excepcional.

De pouco adianta estratégias altamente eficientes se o seu atendimento não converte o lead (paciente em potencial) em consulta e procedimento. Faça uso de ferramentas de CRM e treine sua secretária. Scripts são muito úteis para ajudar nesse processo.

❼ **Tráfego pago:** Aqui pode estar a chave da virada no seu consultório. Estratégias de publicidade paga em plataformas como Google Ads e Meta Ads (conhecido como Facebook e Instagram Ads) para atrair pacientes potenciais e promover serviços.

O poder do tráfego pago é gigantesco e você deve investir nessa estratégia. Outro lado positivo é que consegue visualizar exatamente o que está acontecendo na sua campanha e se a estratégia está dando certo.

Ao longo da minha experiência, percebi que dominar esses pilares é fundamental para qualquer estratégia de marketing digital bem-sucedida, especialmente no campo médico.

Costumo dizer que o processo de atração de pacientes é um grande funil e quanto mais canais e caminhos você tiver para a chegada de pacientes, melhor.

Espero que, ao final deste capítulo, você reconheça sua importância e se sinta motivado a explorar cada um deles mais a fundo.

Fique tranquilo, pois vamos falar sobre cada um dos tópicos, avaliando casos reais e fazendo um planejamento de marketing médico digital do zero.

CAPÍTULO 3

A CONSTRUÇÃO DA ESTRUTURA ONLINE DO MÉDICO

Em uma era digitalmente dominada, ter uma presença online sólida não é mais um luxo, mas uma necessidade, especialmente para profissionais da saúde.

Vamos nos aprofundar nas ferramentas essenciais para o marketing médico, entendendo sua importância, funcionalidades e os fatores cruciais para o sucesso.

Acima, citamos brevemente cada uma dessas ferramentas e estratégias de marketing. Agora, quero mostrar o que você de fato precisa saber e oferecer dicas de ouro.

Você poderá, a partir deste texto, entender e avaliar quais são as melhores estratégias para o seu caso específico e por onde começar, do zero.

Site médico

Definição e contextualização:

Em uma momento onde 75% dos usuários julgam a credibilidade de um negócio com base no design de seu site, ter um site médico profissional e atualizado é crucial.

Importância:

Além de servir como o primeiro ponto de contato, estudos mostram que aproximadamente 80% dos usuários da internet buscam informações de saúde online. Ter um site claro, educativo e atualizado torna-se, portanto, um ponto crucial de referência.

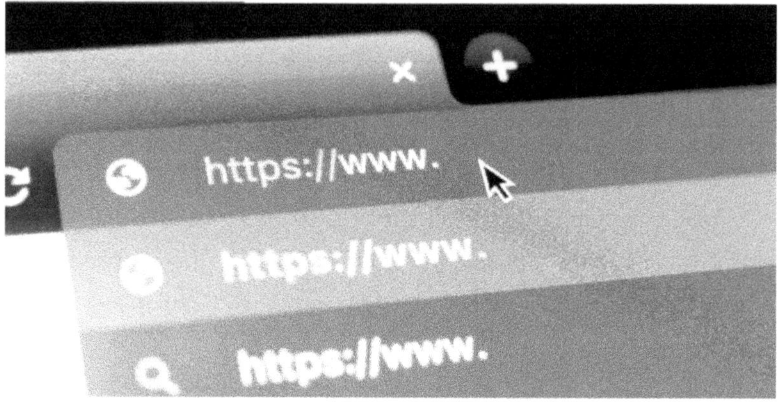

O site servirá de base para atrair clientes do Google na busca orgânica (gratuita) e para as campanhas de Google Ads (tráfego pago do Google).

Além disso, o site médico é importante também para as campanhas de tráfego do Meta Ads (Instagram e Facebook). Sim, é isso mesmo. Esse é um pulo do gato que poucos médicos e gestores de tráfego utilizam.

No Metas Ads, é possível realizar algumas definições de público alvo. Podemos fazer campanhas para pacientes que já acessaram seu site (remarketing, considerando a geolocalização). Esse tipo de público está sempre mais propenso a converter em consulta, uma vez que já conhece o seu trabalho.

Além disso, podemos criar públicos chamados semelhantes aos pacientes que acessaram o site. Com essa estratégia, o Meta Ads procura pessoas com perfil de pacientes que já conhecem e possuem as mesmas características. Mas a definição da utilização dos públicos vai variar de acordo com a estratégia do seu cenário.

Estrutura de conteúdo do site:

A estrutura ideal de conteúdo para o site médico é uma página com:

1 Página inicial (Homepage)

- Cabeçalho (Header): Inclua o logo, nome do médico ou clínica, informações de contato e links para as redes sociais;
- Menu de navegação: Fácil acesso às principais seções do site;
- Imagem de destaque ou slider: Imagens de alta qualidade do médico, equipe ou clínica;
- Chamada para ação (CTA): Botões ou links incentivando o agendamento de consultas;
- Resumo da biografia do médico: Breve apresentação do médico, destacando experiência e especialização;

- Serviços oferecidos: Lista ou ícones dos principais serviços ou tratamentos oferecidos;
- Depoimentos de pacientes: Opiniões de pacientes sobre o atendimento e resultados;
- Blog ou artigos recentes: Links para os últimos posts publicados.

❷ Sobre

- Biografia completa do médico: Histórico profissional, educação, certificações e realizações;
- História da clínica/consultório: Como começou, missão, visão e valores;
- Fotos da equipe: Imagens dos membros da equipe.

❸ Serviços

- Descrição detalhada dos serviços: Páginas individuais para cada serviço ou tratamento, explicando os procedimentos, benefícios e expectativas;
- Imagens ou vídeos: Conteúdo visual que ilustre os serviços;
- Fotos dos aparelhos e recursos tecnológicos disponíveis em seu consultório (já permitido pelo CFM).

4 Blog ou artigos

- Conteúdo educacional: Artigos relacionados à saúde, dicas e notícias;
- CTA para agendamento de consultas: Incentive os leitores a marcarem uma consulta.

5 Contato

- Informações de contato: Endereço, telefone, e-mail e horário de funcionamento;
- Formulário de contato: Para dúvidas ou agendamentos;
- Mapa do local: Facilite a localização da clínica ou consultório;
- Link para o WhatsApp.

6 Depoimentos

- Histórias de pacientes: Experiências positivas e resultados (já permitido pelo CFM).

7 Galeria de fotos ou tour virtual

- Espaço Físico: Mostre as instalações para que os pacientes saibam o que esperar.

8 Perguntas frequentes (FAQ)

- Respostas para Dúvidas Comuns: Ajude os pacientes a entenderem melhor os serviços e procedimentos.

Aspectos técnicos e pontos de sucesso:

- Velocidade de Carregamento: Estudos revelam que 53% dos usuários de dispositivos móveis abandonam sites que demoram mais de três segundos para carregar.

Conteúdo relevante e layout de qualidade.

- SSL (Secure Socket Layer): Um certificado SSL não apenas garante a segurança dos dados dos seus pacientes, mas também melhora a classificação do site nos motores de busca;
- Call-to-Action Eficazes: Um bom CTA (chamada para ação) pode aumentar as conversões e agendamentos.

Checklist de atividades para a construção do site médico:

- Registro de Domínio e Hospedagem;
- Desenvolvimento ou Aquisição de um Tema Responsivo;

- Criação de Conteúdo para Todas as Seções Listadas;
- Otimização de Imagens e Mídias;
- Implementação de Ferramentas de SEO;
- Configuração de Formulários de Contato e Agendamento;
- Integração com Redes Sociais;
- Testes de Usabilidade e Velocidade;
- Implementação de Ferramentas de Análise (como Google Analytics);
- Revisão de Conteúdo e Ajustes Finais.

Redes sociais

Definição e contextualização:

Em 2022, mais de 4 bilhões de pessoas usavam redes sociais globalmente. Não é apenas onde as pessoas socializam; é onde elas buscam informações e referências.

Importância:

A presença nas redes sociais permite um relacionamento mais próximo e humano com os pacientes, além de servir como uma plataforma de educação e divulgação.

A rede social é atualmente um local onde médicos e pacientes se encontram. Além disso, o paciente a utiliza para avaliar o perfil do médico e tirar conclusões sobre a sua qualidade (inevitavelmente).

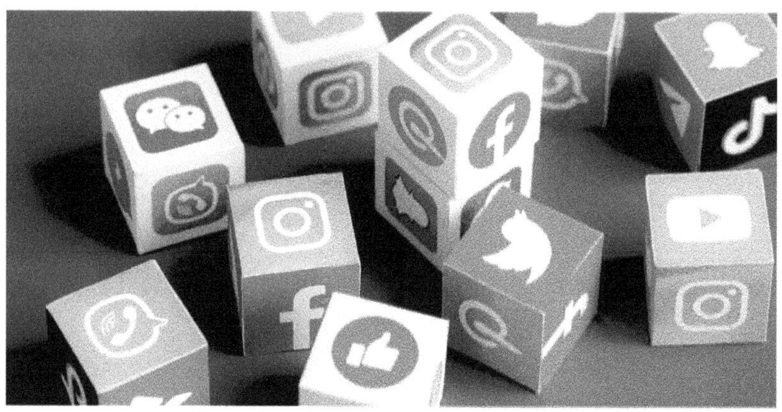

Mesmo pacientes de indicação entram nas redes sociais do médico para conhecê-lo e ter certeza se vai ou não seguir com a marcação da consulta.

Estrutura de conteúdo da rede social:

A estrutura ideal de conteúdo para um perfil de médico na rede social vai se diferenciar de acordo com alguns aspectos. É preciso entender esse cenário para traçar a sua estratégia ideal.

1 Perfil do médico:

- Médicos extrovertidos e carismáticos: Podem se beneficiar de vídeos e lives, compartilhando dicas, esclarecendo dúvidas e mostrando um pouco do dia a dia na clínica ou hospital;
    - Lembre-se: com a nova resolução do CFM, é permitido publicar fotos e vídeos do ambiente de trabalho e equipe, aparelhos, procedimentos e antes e depois (com autorização prévia e de forma anônima);
    - Compartilhar elogios e depoimentos nas redes sociais, incluindo de celebridades;
    - Divulgar preços de consultas e meios de pagamentos;
- Médicos mais reservados e conservadores: Podem optar por artigos, posts educativos e imagens que transmitem seriedade e comprometimento, priorizando a disseminação de informação de qualidade;
    - Como citado acima, faça proveito da nova resolução do CFM, sem deixar de lado seus ideais sobre o tema.

2 Perfil do paciente:

- Pacientes jovens e conectados: Tendem a responder bem a conteúdos dinâmicos, stories interativos e publicações visuais atrativas;
- Pacientes mais velhos ou conservadores: Podem preferir posts informativos, artigos e conteúdo que transmita confiança e credibilidade.

3 Especialidade atendida:

- Especialidades com apelo estético (como dermatologia ou cirurgia plástica): Devem investir em antes e depois, vídeos de procedimentos (respeitando as normas éticas) e dicas de cuidados com a pele ou corpo;
- Especialidades mais conservadoras (como cardiologia ou neurologia): Conteúdo educativo, esclarecimento de dúvidas comuns, prevenção e cuidados específicos são mais indicados.

4 Estratégias de atuação:

- Humanização: Independente da especialidade, é importante mostrar o lado humano do médico. Fotos com a equipe, momentos de descontração e histórias de superação de pacientes (com autorização prévia) ajudam a criar uma conexão mais forte com o público;

- Educação: Utilize as redes sociais como ferramentas de educação em saúde, promovendo conteúdo que esclareça dúvidas, desmistifique mitos e reforce a importância da prevenção e cuidados regulares;
- Engajamento: Encoraje a interação. Responda comentários, crie enquetes e perguntas nos stories e desenvolva conteúdo que incentive seus seguidores a se engajarem com o perfil;
- Consistência e autenticidade: Mantenha uma frequência constante de postagens e seja autêntico. Os pacientes valorizam profissionais que transmitem verdade e confiança;
- Análise e adaptação: Use as ferramentas de análise das redes sociais para entender o que está funcionando e o que pode ser melhorado. Esteja pronto para adaptar sua estratégia conforme as necessidades e preferências do seu público.

Aspectos técnicos e pontos de sucesso:

- Publicidade paga: Através de anúncios segmentados, é possível alcançar um público mais amplo e específico;

- Algoritmos e engajamento: Entender como algoritmos funcionam pode ajudar a maximizar a visibilidade das postagens;

- Conteúdo em vídeo: Vídeos têm 1200% mais compartilhamentos do que texto e imagens combinadas. E o melhor é que pode ser feito por você mesmo, direto do celular, sem a necessidade de equipe de filmagem (esses são os que mais engajam).

Checklists de atividades para redes sociais:

- Definir quais plataformas são mais relevantes para o público-alvo;

- Criar perfis profissionais e coesos em cada plataforma;

- Criar uma apresentação da bio com as principais informações;

- Criar destaques para facilitar a vida do paciente que está buscando saber mais sobre você e o seu trabalho;

- Estabelecer um calendário de postagens;

- Monitorar e responder a comentários e mensagens.

Google Meu Negócio

Definição e contextualização:

O Google processa mais de 3,5 bilhões de buscas por dia. Um perfil otimizado no Google Meu Negócio garante que, quando alguém busca por serviços médicos locais, você pode aparecer.

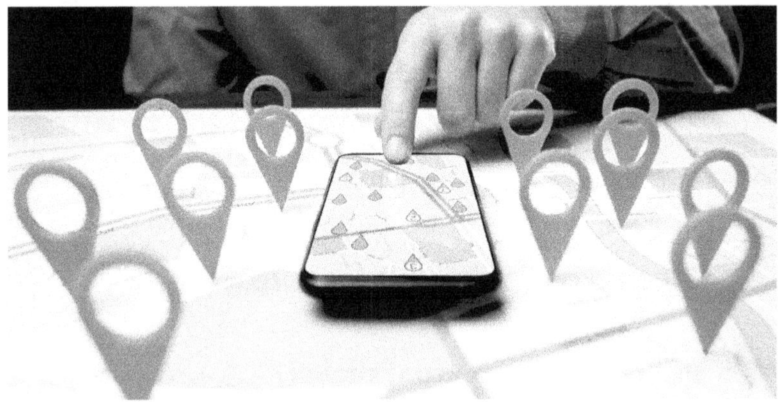

Importância:

Maior visibilidade local, feedback direto dos pacientes através de avaliações, e uma apresentação mais profissional.

Aspectos técnicos e pontos de sucesso:

- Posts regulares: Atualizações frequentes mantêm o perfil vivo e melhoram a visibilidade;

- Análise de insights: O GMB oferece análises detalhadas sobre como os pacientes encontram sua listagem e interagem com ela.

Checklists de atividades para Google Meu Negócio:

- Criar uma listagem completa e otimizada;
- Adicionar fotos profissionais do consultório ou clínica;
- Solicitar avaliações de pacientes satisfeitos;
- Publicar postagens e atualizações regularmente.

Blogs e conteúdo educativo

Definição e contextualização:

Um blog é mais do que apenas palavras em uma página; é uma ferramenta de educação, conexão e SEO. Importante destacar que essa estratégia é de longo prazo e tem resultados difíceis de mensurar.

Importância:

Os blogs posicionam médicos como autoridades, oferecendo valor e estabelecendo confiança.

Aspectos técnicos e pontos de sucesso:

- SEO avançado: Além de palavras-chave, a estrutura do conteúdo, meta-descrições, e backlinks são vitais;
- Formatação e legibilidade: Textos escaneáveis com subtítulos, listas e imagens mantêm os leitores envolvidos;
- Links Internos e Externos: Linkar para conteúdo relevante pode aumentar o tempo de permanência e a autoridade do domínio.

Checklists de atividades para blog e conteúdos:

- Definir temas e frequência de postagens;
- Pesquisar palavras-chave relevantes;
- Escrever ou contratar conteúdos de alta qualidade e originalidade;
- Promover o conteúdo em outras plataformas e redes sociais.

Identidade visual

Definição e contextualização:

A identidade visual abrange todos os aspectos visuais da marca de um médico ou clínica, desde o logotipo até as cores, tipografias e imagens. Ela é essencial para a criação de uma marca sólida e reconhecível.

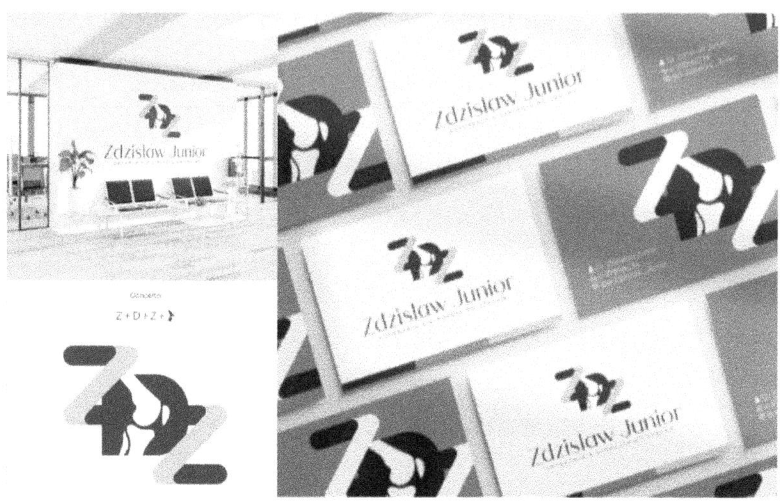

Importância:

Um design coerente e profissional transmite confiança e qualidade. Ele cria uma primeira impressão positiva e ajuda na retenção de pacientes, visto que eles associam a identidade visual à qualidade dos serviços prestados.

Aspectos técnicos e pontos de sucesso:

- Coerência: Todos os elementos gráficos devem seguir um padrão;
- Atualização: Às tendências de design mudam; é vital manter a identidade visual atualizada;

- Adaptação: A identidade visual deve ser adaptável a diferentes plataformas, seja um cartão de visita ou um perfil de mídia social.

Checklist de atividades de identidade visual:

- Definir paleta de cores da marca;
- Desenvolver um logotipo profissional;
- Estabelecer diretrizes de marca;
- Adaptar a identidade visual para diferentes plataformas (online e offline).

Vendas e relacionamento

Definição e contextualização:

Vendas, no contexto médico, referem-se ao processo de converter potenciais pacientes em pacientes recorrentes, e este processo inicia-se com um bom atendimento inicial e se mantém no relacionamento médico/paciente.

Importância:

A venda de serviços médicos é delicada e baseia-se na confiança. Estabelecer um bom relacionamento é fundamental para criar lealdade e aumentar a quantidade de pacientes recorrentes.

Aspectos técnicos e pontos de sucesso:

- CRM (Customer Relationship Management): Ferramentas de CRM permitem uma melhor gestão do relacionamento com os pacientes;
- Avaliação de resultados: Entender o que está funcionando e o que precisa ser ajustado na estratégia de vendas.

Scripts de atendimento:

Os scripts de atendimento são fundamentais para garantir que a equipe de secretárias forneça informações consistentes, corretas e mantenha um padrão de qualidade no atendimento. Quando se trata de atendimento via WhatsApp, é crucial estar atento a detalhes para evitar mal-entendidos e proporcionar uma experiência positiva ao paciente. Aqui estão alguns pontos importantes a serem considerados, com erros Comuns e Como Corrigi-los:

1 Respostas vagas ou incompletas:

- Erro: "O Dr. atende a casos como o seu."
- Correção: Fornecer detalhes específicos sobre as especialidades e procedimentos que o médico realiza. "O Dr. é especializado em [especialidade], e tem vasta experiência em tratar casos de [tipo de caso]."

❷ Demora na resposta:

- Erro: Deixar o paciente esperando por horas;
- Correção: Estabelecer um tempo máximo de resposta e informar ao paciente caso haja alguma demora excepcional. "Peço desculpas pela demora, estamos verificando sua solicitação e retornaremos em breve."

❸ Falta de empatia ou formalidade excessiva:

- Erro: "O que você quer?"
- Correção: Adotar um tom cordial e empático. "Olá! Como posso ajudar você hoje?"

❹ Informações desatualizadas ou incorretas:

- Erro: Fornecer informações sobre horários ou procedimentos que já mudaram;
- Correção: Manter uma base de dados atualizada e acessível para a equipe. "Conforme nosso sistema atualizado, temos horários disponíveis para..."

❺ Não confirmar dados do paciente:

- Erro: Marcar consultas sem confirmar ou verificar as informações do paciente;

- Correção: Sempre confirmar nome, contato e detalhes específicos antes de finalizar o agendamento. "Para confirmar o agendamento, poderia me fornecer seu nome completo e um número de telefone para contato?"

6 Não esclarecer políticas da clínica:

- Erro: Não informar sobre políticas de cancelamento, pagamento ou preparação para consultas;

- Correção: Prover informações claras sobre todas as políticas relevantes. "Gostaria de informar que temos uma política de 24 horas para cancelamento de consultas. Caso precise reagendar, por favor, nos avise com antecedência."

7 Falta de proatividade:

- Erro: Aguardar o paciente perguntar todas as informações;

- Correção: Ser proativo e fornecer informações importantes antes mesmo de serem solicitadas. "Além do horário agendado, gostaria de lhe informar sobre..."

Dicas adicionais:

- Personalização: Tente personalizar o atendimento, usando o nome do paciente e mostrando que você está atento às suas necessidades específicas;
- Treinamento Contínuo: A equipe deve passar por treinamentos regulares para garantir que todos estejam atualizados sobre procedimentos, políticas e melhores práticas de atendimento;
- Feedbacks: Encoraje os pacientes a fornecerem feedback sobre o atendimento recebido, e use essas informações para melhorar continuamente o serviço.

Checklist de atividades para vendas e relacionamento:

- Implementar um sistema CRM;
- Treinar a equipe de atendimento;
- Estabelecer protocolos de follow-up com pacientes;
- Criar e utilizar sempre script de atendimento;
- Revisar e ajustar a estratégia com base nos feedbacks dos pacientes.

Tráfego pago (Google Ads)

No mundo digital, simplesmente ter uma presença online não é suficiente. É necessário promover ativamente essa presença para alcançar e atrair pacientes potenciais. É aqui que entra o tráfego pago.

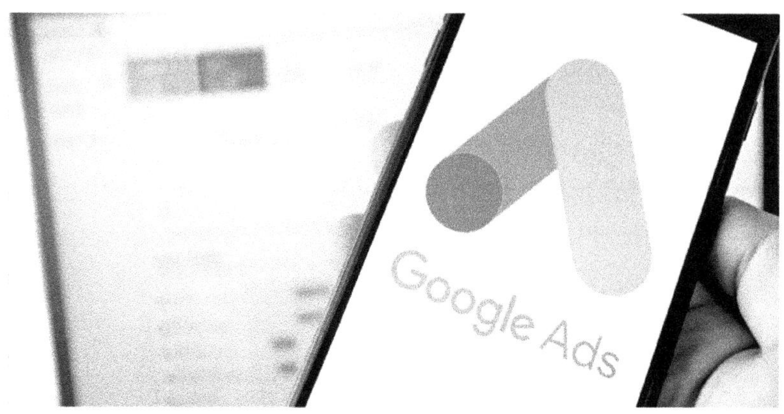

Definição e contextualização:

O Google Ads é uma ferramenta indispensável para médicos e clínicas que desejam destacar-se no ambiente digital. Ao exibir anúncios nos resultados de busca e em outros espaços estratégicos do ecossistema Google, você aumenta significativamente as chances de ser encontrado por pacientes em potencial.

Importância:

Estar presente no Google, especialmente no momento em que um paciente potencial está buscando por serviços médicos, é crucial. Isso não apenas aumenta a visibilidade da sua clínica, mas também direciona tráfego qualificado para o seu site, aumentando as chances de conversão.

Aspectos técnicos e estratégicos para uma campanha de sucesso:

1 Segmentação eficiente:

- Localização: Foque nas regiões onde você atende, evitando gastos desnecessários com cliques de locais distantes;
- Demografia e interesses: Ajuste suas campanhas para atingir grupos específicos que são mais propensos a necessitar de seus serviços.

2 Seleção de palavras-chave:

- Termos específicos: Inclua termos que são altamente relevantes para sua especialidade;
- Palavras-chave negativas: Liste termos que podem levar a cliques indesejados, evitando desperdício de orçamento.

❸ Anúncios atrativos e claros:

- Títulos e descrições: Certifique-se de que seus anúncios são claros, diretos e destacam o que faz sua clínica ser única;
- Extensões de anúncio: Utilize extensões para fornecer informações adicionais e facilitar o contato.

❹ Páginas de destino otimizadas:

- Relevância: Garanta que a página para onde o anúncio direciona é relevante e fornece as informações que o usuário está buscando;
- Conversão: Otimize a página para conversão, seja para preencher um formulário, realizar uma ligação ou agendar uma consulta.

❺ Acompanhamento e otimização constantes:

- Monitoramento: Acompanhe o desempenho das campanhas regularmente, analisando métricas chave como CPC, CTR e taxa de conversão;
- Testes A/B: Realize testes A/B com diferentes versões de anúncios e páginas de destino para identificar o que gera melhores resultados.

6 Orçamento e Lance Inteligente:

- Custo por clique (CPC): Monitore e ajuste os lances para garantir que você está pagando um valor justo por clique;
- Custo por aquisição (CPA): Foque em otimizar o CPA, garantindo que o custo para adquirir um novo paciente está dentro do planejado.

Checklist de atividades no Google Ads:

- Configurar uma conta no Google Ads;
- Definir claramente os objetivos da campanha;
- Estabelecer um orçamento diário/semanal/mensal;
- Realizar uma pesquisa abrangente de palavras-chave;
- Criar anúncios com títulos, descrições e CTAs eficazes;
- Configurar páginas de destino otimizadas e relevantes;
- Implementar extensões de anúncios para maximizar visibilidade;
- Definir segmentações baseadas em localização, demografia e interesses;

- Configurar acompanhamento de conversões para medir resultados;
- Monitorar e otimizar as campanhas regularmente.

Tráfego Pago (Facebook e Instagram Ads)

Definição e contextualização:

Meta Ads, anteriormente conhecido como Facebook Ads, engloba a publicidade nas plataformas Facebook e Instagram, oferecendo uma gama diversificada de formatos de anúncio e opções de segmentação para médicos e clínicas.

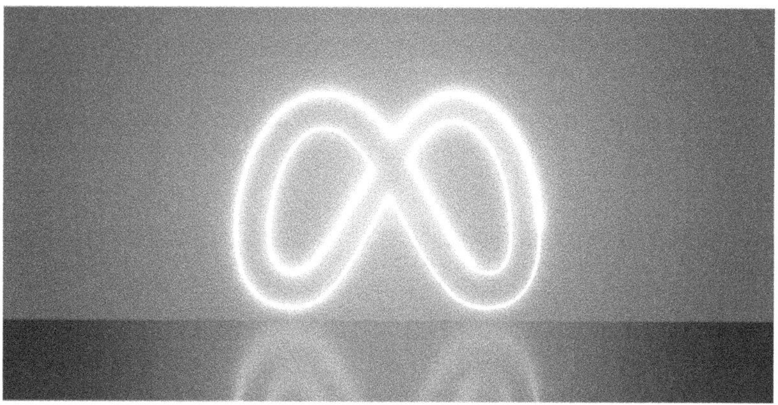

Importância:

Com milhões de usuários ativos diariamente, o Facebook e o Instagram se tornaram canais essenciais para construir presença online, interagir com pacientes e atrair novos clientes. As campanhas Meta Ads permitem que você alcance seu público-alvo de forma precisa e efetiva.

Aspectos técnicos e estratégicos para uma campanha de sucesso:

1 Segmentação Avançada:

- Interesses e comportamentos: Utilize dados de interesses e comportamentos dos usuários para criar segmentações altamente direcionadas;
- Lookalike/Semelhantes: Crie públicos semelhantes baseados em sua lista de pacientes, público do Instagram ou do site para alcançar pessoas com perfis similares.

2 Criativos impactantes:

- Imagens e vídeos atrativos: Utilize visuais de alta qualidade que chamem a atenção e transmitam sua mensagem de forma clara;
- Variedade de formatos: Explore diferentes formatos de anúncios, incluindo carrosséis, vídeos e Stories.

3 Mensagens personalizadas:

- Copywriting efetivo: Desenvolva mensagens persuasivas e adaptadas para cada estágio da jornada do paciente;

- Chamadas para ação (CTAs): Inclua CTAs claros e diretos, incentivando os usuários a tomarem a próxima ação desejada.

4 Páginas de destino otimizadas:

- Experiência do usuário: Garanta uma experiência de navegação fluida e otimizada, especialmente para dispositivos móveis;

- Conteúdo relevante: Forneça informações detalhadas e relevantes que atendam às expectativas criadas pelo anúncio.

5 Acompanhamento e análise de dados:

- Pixel do Facebook: Implemente o Pixel do Facebook para rastrear conversões e otimizar suas campanhas;

- Testes A/B: Realize testes A/B com diferentes elementos dos seus anúncios para descobrir o que gera melhores resultados.

6 Orçamento e lance:

- Orçamento flexível: Ajuste seu orçamento com base no desempenho e objetivos da campanha;

- Estratégias de lance: Experimente diferentes estratégias de lance para encontrar o que oferece o melhor custo-benefício.

Checklist: Meta Ads

- Configurar uma conta no Gerenciador de Anúncios;
- Definir objetivos claros para a campanha;
- Estabelecer um orçamento baseado em seus objetivos e público-alvo;
- Selecionar segmentações de público com base em demografia, interesses e comportamentos;
- Criar anúncios visuais impactantes e mensagens persuasivas;
- Configurar páginas de destino relevantes e otimizadas;
- Implementar o Pixel do Facebook para rastreamento;
- Realizar testes A/B para otimizar o desempenho dos anúncios;
- Monitorar o desempenho da campanha e ajustar conforme necessário;

- Analisar resultados e tirar insights para futuras campanhas.

Ambas as plataformas, Google Ads e Meta Ads, oferecem oportunidades únicas e complementares para médicos e clínicas se conectarem com pacientes. O tráfego pago, quando feito corretamente, pode ser uma fonte inestimável de novos pacientes e receitas.

É fundamental entender que as ferramentas de tráfego tem características diferentes.

No Google você aparece quando o paciente busca algo ativamente. Ou seja, ele quer um atendimento e faz uma pesquisa sobre sua especialidade ou tratamento.

Já no Instagram e Facebook, atingimos o paciente não necessariamente quando ele está buscando algo. Mas conseguimos nessa plataforma ter parâmetros para aparecer para pacientes em potencial.

CAPÍTULO 4

ESTUDO DE CASO

Estratégia na prática: Casos reais

Ao longo da nossa jornada pelo universo do marketing médico, tenho enfatizado repetidamente a importância de abraçar as estratégias digitais. Mas entender a teoria é apenas metade da batalha.

A verdadeira magia acontece quando colocamos essas estratégias em prática e vemos os resultados surgirem diante dos nossos olhos. Em nenhum lugar isso é mais evidente do que nos estudos de caso reais.

Os estudos de caso são narrativas poderosas, capazes de ilustrar o impacto real que as táticas corretas de marketing podem ter na carreira de um médico ou na trajetória de uma clínica. Eles não apenas oferecem insights sobre o que funciona, mas também revelam as armadilhas, os desafios e as valiosas lições aprendidas no caminho.

Essas são histórias reais vividas por mim e minha equipe durante esses anos de trabalho na Agência do Médico.

São casos que mostram o poder do marketing digital na medicina moderna. Mas não se esqueça. Cada médico deve ter sua própria estratégia, respeitando suas características, especialidades, crenças, perfil, verba, cidade de atendimento. Assim se faz marketing.

Enquanto você explora esses estudos, o convido a refletir não apenas sobre os resultados alcançados, mas também sobre a jornada que levou a eles.

Afinal, no mundo do marketing médico, não é apenas o destino que conta, mas o que é feito no caminho que realmente faz a diferença.

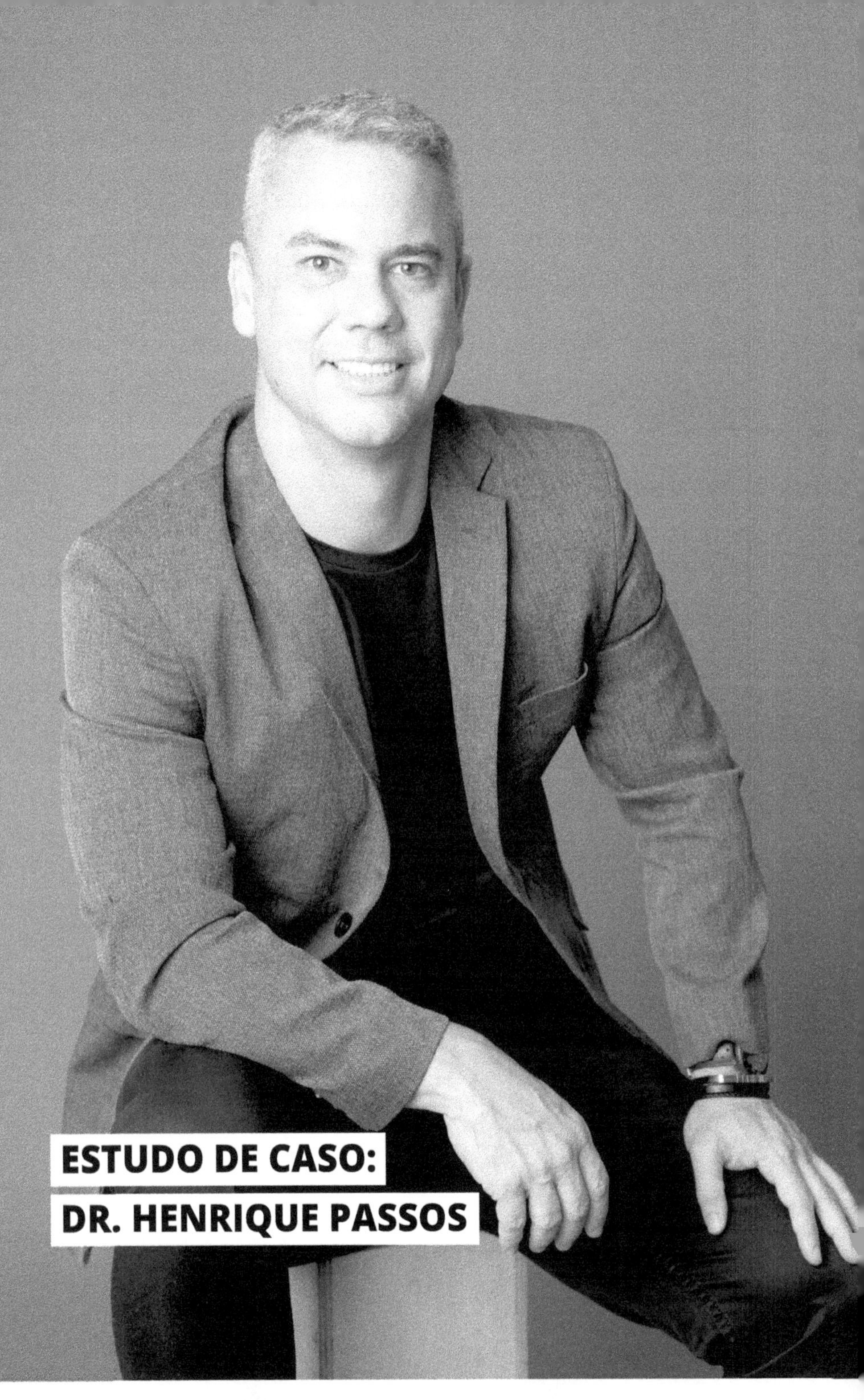
ESTUDO DE CASO:
DR. HENRIQUE PASSOS

Introdução:

Henrique Passos é um profissional renomado na sua especialidade e atende em dois consultórios localizados em regiões distintas do Rio de Janeiro: Barra da Tijuca e Bangu.

Um dos médicos com maior visão empreendedora que já pude conhecer.

Henrique se via diante de um desafio comum a muitos médicos: equilibrar a demanda entre os locais de atendimento. Enquanto Bangu apresentava uma agenda sempre cheia, na Barra da Tijuca os dias eram menos movimentados, com apenas dois dias de atendimento semanal.

O Desafio:

O principal objetivo era claro: aumentar o número de pacientes na Barra da Tijuca, a fim de justificar um acréscimo de mais um dia de atendimento naquela localidade (mais próximo de sua casa, elevando sua qualidade de vida) e, consequentemente, diminuir um dia em Bangu. Além disso, havia a aspiração de elevar o ticket médio do consultório, considerando os diversos procedimentos oferecidos na clínica.

A estratégia:

Com a meta bem definida, uma campanha robusta de tráfego pago foi desenvolvida, segmentando três frentes principais no Instagram Ads:

- Engajamento e visibilidade: O primeiro anúncio visava ampliar o número de seguidores, consolidando a marca de Henrique Passos no universo digital.
- Tráfego: O segundo tinha como meta direcionar o público ao site, aumentando a visibilidade dos serviços oferecidos.
- Conversão: O último focava estritamente na conversão, instigando o público a enviar mensagens via WhatsApp. Esse anúncio tinha um público-alvo específico: aqueles que já tinham interagido com o perfil no Instagram ou visitado o site, todos dentro de um raio de 5 km do consultório da Barra da Tijuca.

Resultados:

Com um investimento de R$609 no Facebook/ Instagram em média por mês, os resultados foram além das expectativas. Foram registrados 815 contatos diretos em média (mensal), dos quais 5% se tornam efetivamente pacientes. A lucratividade dessas consultas garantiu o retorno do investimento com menos de dois pacientes, mostrando o poder do marketing direcionado.

***Importante:** esses resultados não podem ser exatamente duplicados para outro médico e sempre vão variar de caso para caso. Contam o histórico do médico no marketing digital, trabalho nas redes sociais, seu valor de consulta, qualidade do atendimento, local de atendimento, entre outros.*

Reflexões e aprendizados:

Vários insights valiosos emergiram dessa experiência. Anúncios que utilizavam a imagem do Henrique, especialmente vídeos, mostraram-se extremamente eficazes. Mais do que isso, a campanha reforçou a importância do trabalho prévio que o médico vinha realizando nas redes sociais, assim como a relevância de possuir uma identidade visual coesa e um site bem estruturado. Essa base sólida, aliada às estratégias de tráfego pago, potencializou os resultados.

Para profissionais que buscam seguir um caminho semelhante, fica a dica: construa sua presença online com autenticidade e estratégia. Com as ferramentas certas e um planejamento bem executado, os resultados virão.

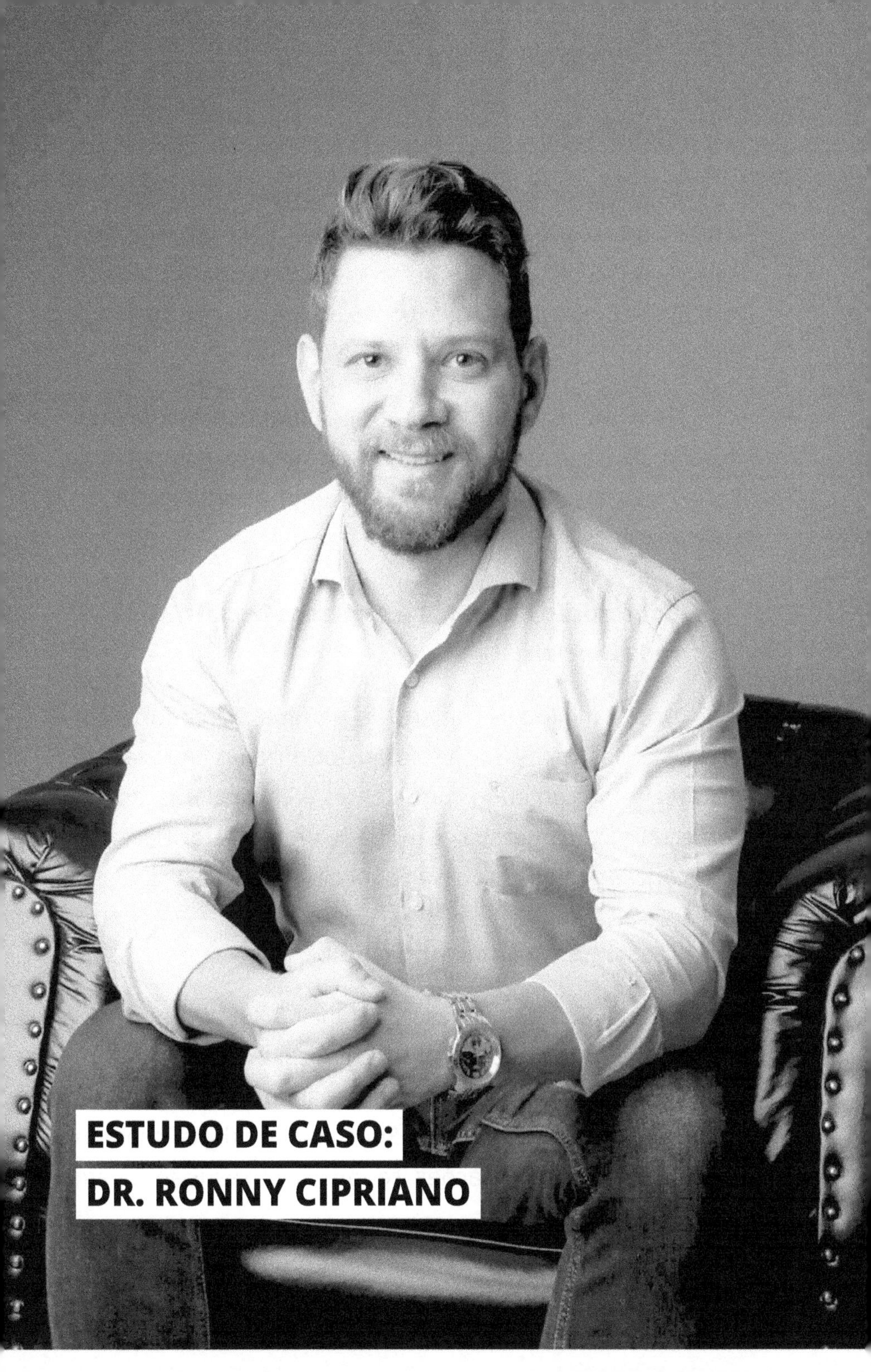

ESTUDO DE CASO: DR. RONNY CIPRIANO

Introdução:

Ronny Cipriano, Médico do Esporte e Ortopedista, amigo particular e um dos responsáveis pela existência da Agência do Médico, recém-formado em medicina, iniciou sua jornada na busca pela consolidação de sua marca e presença digital.

Sem um consultório próprio inicialmente e com o desafio de se estabelecer em um mercado competitivo, Ronny viu nas estratégias digitais uma oportunidade de crescimento.

Construção da marca e presença inicial nas redes sociais:

Desde o início, a construção de uma marca forte e a presença nas redes sociais foram priorizadas. Através de estratégias de conteúdo consistentes e engajadoras, Ronny começou a construir sua autoridade online, estabelecendo uma conexão genuína com seu público.

Crescimento e consolidação:

Com o passar dos meses, o trabalho inicial começou a dar frutos. Ronny abriu seu próprio consultório e sua presença nas redes sociais cresceu, alcançando mais de 13 mil seguidores de forma orgânica. Sua influência digital chamou a atenção de organizações renomadas, resultando em convites para trabalhar com clubes de futebol, a Confederação Brasileira de Tênis, Clube de Regatas Vasco da Gama e a Confederação Paralímpica Brasileira.

Estratégias de tráfego pago e construção de site:

Paralelamente ao trabalho nas redes sociais, investimos em estratégias de tráfego pago e na construção de um site otimizado e relevante. O site de Ronny Cipriano atingiu impressionantes 1,8 mil acessos, garantindo uma posição na primeira página das buscas para termos-chave como "medicina esportiva Barra da Tijuca". Além disso, o perfil do consultório no Google Meu Negócio acumulou mais de 40 mil visualizações, reforçando sua presença e relevância local.

Resultados e impacto:

Os resultados falam por si só. Ronny não só estabeleceu sua marca e presença digital, como também transformou essa visibilidade em oportunidades concretas de crescimento e reconhecimento na sua área de atuação.

Através de uma estratégia digital bem executada e consistente ao longo dos anos, Ronny Cipriano tornou-se um caso de sucesso e uma inspiração para médicos que buscam se destacar no mundo digital.

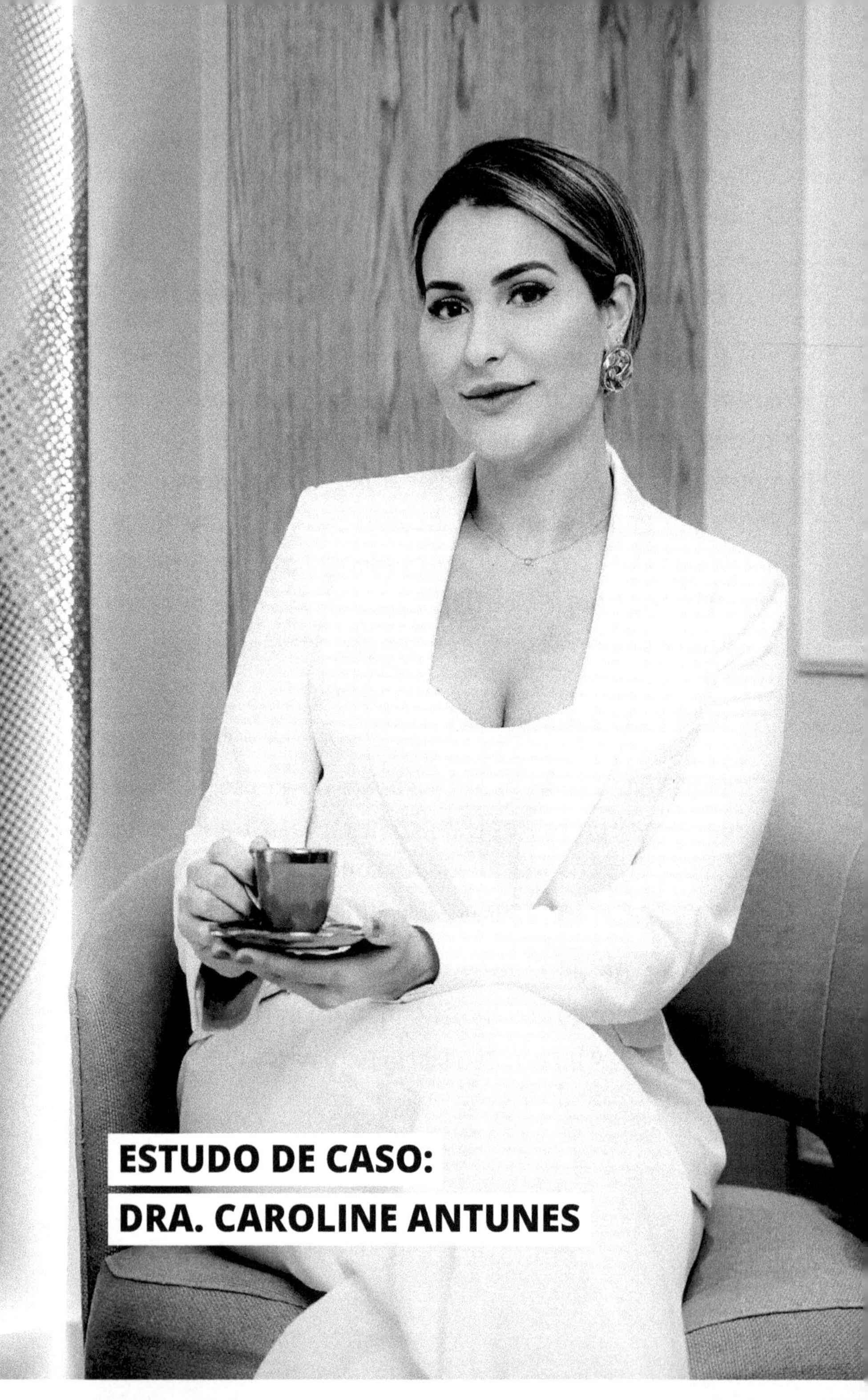

ESTUDO DE CASO: DRA. CAROLINE ANTUNES

Introdução:

Mais uma vez tive a honra de fazer parte do início da jornada de uma médica brilhante. Pude ver os primeiros passos de uma das maiores médicas dermatologistas (com brilhante visão de marketing e negócios) do Rio.

Caroline iniciava sua jornada na dermatologia enquanto ainda dividia seu tempo com os plantões no Samu em Nova Iguaçu. E mesmo com a falta de tempo, prováveis poucas noites de sono, ela era uma das clientes mais ativas e participativas que já vi. Posso dizer que aprendi muito com ela.

Desafio:

Iniciar no marketing digital e formar uma base sólida de identidade visual e presença online.

Crescimento e Consolidação:

Com uma forte estratégia de criação de conteúdo nas redes sociais, atrelada ao carisma e a participação ativa, Caroline Antunes teve um grande crescimento orgânico e um público segmentado e fiel.

Além do público de pacientes, passou também a trabalhar com Médicos que querem aprender suas técnicas.

Falando bem a verdade, não posso nem de longe atrelar o sucesso de Caroline ao trabalho da Agência. Fomos apenas um suporte para o que ela já tinha como estratégia de marketing médico.

Resultados e Impacto:

As estratégias levaram Caroline para um novo patamar com mais de 40 mil seguidores orgânicos, muito engajamento e uma nova clínica espetacular (Grupo Caroline Antunes - Clínica de Dermatologia Avançada e Estética Médica). Hoje não estamos mais trabalhando juntos, mas seguimos com o mesmo carinho e torcendo para que Caroline acredite sempre no marketing médico digital e voe cada vez mais alto.

CAPÍTULO 5

MÉTRICAS E ANÁLISE DE DESEMPENHO

O dinâmico campo do marketing médico exige uma avaliação constante e aprimoramento das estratégias empregadas. Neste capítulo, vamos mergulhar no universo das métricas e análises de desempenho, ferramentas indispensáveis para compreender o retorno sobre o investimento (ROI) e ter a certeza que os esforços de marketing estejam alinhados com os objetivos da clínica ou do profissional médico.

A Importância de medir o ROI

O cálculo do ROI (retorno sobre o investimento) permite que médicos e gestores entendam o desempenho de suas campanhas de marketing, identificando quais estratégias estão gerando resultados e quais precisam ser reajustadas.

Isso não apenas otimiza o uso do orçamento de marketing, mas também assegura uma tomada de decisão baseada em dados concretos.

- Estabeleça metas claras e mensuráveis para as campanhas;
- Integre ferramentas de análise e acompanhamento de resultados;
- Realize treinamentos sobre análise de dados e cálculo de ROI.

Ferramentas e técnicas para avaliação e análise

Existem diversas ferramentas e técnicas disponíveis para auxiliar na avaliação e análise de desempenho das campanhas de marketing.

Google Analytics, Facebook Insights e ferramentas específicas para análise de SEO são apenas alguns exemplos.

- Selecionar ferramentas adequadas ao perfil da clínica e às plataformas utilizadas;
- Configurar de maneira correta para coleta e análise de dados;
- Estabelecer uma rotina de análise e avaliação de desempenho.

Métricas essenciais e KPIs

O conhecimento e monitoramento das métricas corretas são fundamentais para uma análise eficaz. Taxa de conversão, custo por aquisição, taxa de clique e engajamento nas redes sociais são exemplos de KPIs (Key Performance Indicators) que podem fornecer insights valiosos.

- Definir quais métricas e KPIs são mais relevantes para os objetivos da clínica;

- Desenvolver dashboards ou relatórios para facilitar o acompanhamento;
- Utilizar os dados coletados para otimizar campanhas e estratégias de forma contínua.

Aprendizado e otimização constante

A análise de desempenho não é um ponto de chegada, mas sim um processo contínuo. Os dados coletados devem ser utilizados para aprender com os acertos e erros, implementando melhorias constantes e inovações nas estratégias de marketing.

- Cultivar uma cultura de aprendizado e melhoria contínua;
- Utilizar os feedbacks dos pacientes como uma ferramenta de análise;
- Manter-se atualizado sobre novas ferramentas e técnicas de análise.

Métricas e análises de desempenho são pilares fundamentais no marketing médico moderno, guiando profissionais e clínicas por um caminho de crescimento sustentável e sucesso. Ao investir tempo e recursos na compreensão e aplicação dessas práticas, assegura-se uma gestão de marketing mais eficaz, resultando em uma melhor experiência para os pacientes e resultados mais positivos para a clínica.

CAPÍTULO 6

ATENDIMENTO AO PACIENTE COM ESTRATÉGIAS DIGITAIS E DE RELACIONAMENTO

É claro que você já sabe que a tecnologia e as estratégias de marketing de relacionamento estão mudando a forma como os médicos interagem com seus pacientes.

E como sabemos que o relacionamento é fundamental para o crescimento do seu consultório, vamos explorar como a integração de sistemas digitais de atendimento ao paciente pode melhorar significativamente a experiência do paciente, ao mesmo tempo que potencializa as estratégias de marketing para fortalecer o relacionamento médico-paciente a longo prazo.

> ***Lembre-se:*** *manter um paciente pode dar muito trabalho, mas conquistar um novo é mais difícil e mais caro.*

Sistemas de prontuário médico como aliados estratégicos

Vamos partir do princípio que você já usa os sistemas de prontuário médico eletrônico (se não usa ainda, repense seriamente a sua estrutura de atendimento).

Os sistemas não são apenas ferramentas para armazenamento de informações médicas. Essa é a primeira coisa que você deverá ter em mente. Eles são verdadeiros aliados estratégicos no marketing de relacionamento.

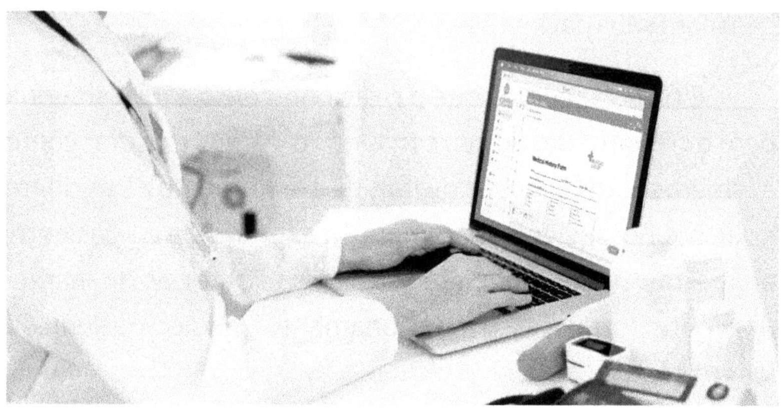

Esses sistemas funcionam de maneira similar a um CRM (Customer Relationship Management), onde cada interação com o paciente é uma oportunidade para coletar dados relevantes que podem ser utilizados para personalizar o atendimento e a comunicação. Por exemplo:

- Personalização do atendimento: Com informações detalhadas sobre o histórico de saúde do paciente, preferências e interações anteriores, os médicos podem oferecer um atendimento mais personalizado e proativo.
- Fluxo de atendimento otimizado: A tecnologia permite a criação de um fluxo de atendimento eficiente desde a chegada do paciente, garantindo

que o tempo no consultório seja otimizado para focar na qualidade da consulta.

- Funil de vendas na saúde: Utilize dados dos prontuários para entender melhor as necessidades dos pacientes e identificar oportunidades para oferecer tratamentos adicionais ou preventivos, seguindo a lógica de um funil de vendas.

Integrando tecnologias digitais no atendimento diário

O uso de aplicativos de gerenciamento de saúde, plataformas de agendamento online e tecnologias de telemedicina também é fundamental para mudar a perspectiva do paciente sobre o seu atendimento.

- Aplicativos de saúde: Estes aplicativos podem ajudar os pacientes a gerenciar suas condições crônicas, lembrar de tomar medicamentos e monitorar sua saúde, fortalecendo a autonomia e o engajamento.
- Plataformas de agendamento online: Facilitam o processo de marcação de consultas, reduzem faltas e permitem um planejamento melhor do tempo de atendimento. Procure plataformas que façam automaticamente algumas funções, como lembran-

ça de agendamento de consulta, data de retorno, entre outros.

- Telemedicina: Tema já bastante abordado desde a pandemia, mas sempre importante lembrar. Amplia o acesso ao atendimento médico, permitindo consultas à distância que podem ser tanto convenientes quanto eficazes. Além disso, pode ser usada em consultas de retorno. Ganha médico e paciente que não precisam se deslocar.

Marketing de relacionamento para fidelização de pacientes

Desenvolver e manter um relacionamento duradouro com os pacientes é crucial e o que todo médico deve buscar.

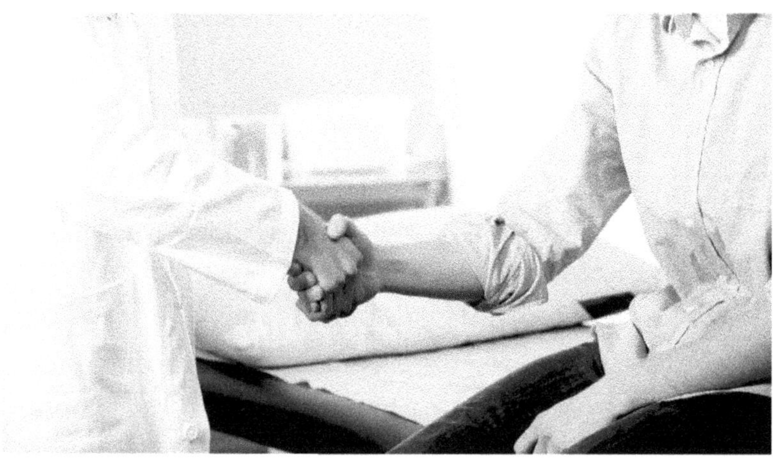

O marketing de relacionamento é ideal para criar e manter uma comunicação regular e personalizada.

- Conteúdo: Crie conteúdo educativo regular sobre condições de saúde, tratamentos e dicas de bem-estar através de newsletters, blogs e redes sociais.
- Comunicação personalizada: Envie lembretes personalizados para check-ups e exames, e mensagens de acompanhamento pós-consulta.
- Experiência do paciente: Crie experiências diferenciadas no consultório. Encante seu paciente.

Para trabalhar o relacionamento com seu paciente você deve sempre integrar tecnologias digitais e aplicar estratégias eficazes de marketing de relacionamento.

Esta abordagem não apenas melhora a eficiência e a experiência do paciente, mas também cria uma base sólida para o crescimento sustentável da clínica ou consultório.

CAPÍTULO 7

ESTRATÉGIAS DE MARKETING PARA ESPECIALIDADES MÉDICAS

Dediquei um espaço desse livro para falar algo que vocês já sabem, mas que precisa ser dito e repetido sempre.

Toda e qualquer estratégia precisa ser individualizada, levando em consideração a especialidade médico (além do perfil do médico, região de atendimento, valor da consulta, perfil do paciente, se atende plano ou não, etc).

Cada especialidade médica possui características únicas que demandam uma abordagem de marketing especializada. Entender o público-alvo, a natureza dos serviços prestados e os objetivos específicos de cada especialidade é fundamental para desenvolver campanhas e estratégias de sucesso.

Agrupei algumas especialidades para melhor entendimento:

Especialidades de alta demanda

Especialidades como pediatria, obstetrícia e ortopedia frequentemente enfrentam alta demanda, o que apresenta tanto oportunidades quanto desafios únicos.

- Educação e Conscientização: Utilizar plataformas de mídia social para educar o público sobre questões comuns de saúde pode ajudar a estabelecer o médico como uma autoridade confiável, respeitando seu próprio perfil e entendimento do que é capaz e/ou gostaria de fazer.

- Engajamento comunitário: Participação em eventos locais e parcerias com escolas e organizações podem fortalecer a presença local e construir confiança.

- Marketing de conteúdo: Criar conteúdos que respondam às perguntas frequentes dos pacientes, com guias e dicas práticas, pode aumentar o tráfego orgânico para o site da clínica e melhorar a satisfação do paciente.

Especialidades cirúrgicas

Cirurgiões, sejam eles especializados em bariátrica, cirurgia do aparelho digestivo, hepatobiliar, cirurgia geral e câncer (entre outros), apresentam um perfil que necessita de seriedade, mas também informação e acessibilidade. Os pacientes esperam ver credenciais, conteúdos relevantes, pesquisas e opiniões de outros pacientes:

- Avaliações e testemunhos: Encorajar pacientes satisfeitos a compartilhar suas experiências positivas pode ser crucial. Estes testemunhos devem ser destacados no site do médico e nas redes sociais.

- Conteúdo especializado: Publicar artigos detalhados sobre procedimentos cirúrgicos, pesquisas, inovações tecnológicas na cirurgia (Videolaparoscópica e Cirurgia Robótica) e casos clínicos ajudam a construir uma imagem de autoridade e confiança.
- Educação continuada: Mostrar o compromisso contínuo com a educação, através de certificações recentes ou participações em conferências, reforça a expertise e a dedicação à evolução na área.

Especialidades com apelo estético

Especialidades médicas com apelo estético, como dermatologia, cirurgia plástica e medicina esportiva, desempenham um papel significativo na saúde e bem-estar, mas também na autoestima e imagem pessoal dos pacientes.

O marketing para essas especialidades requer uma abordagem que equilibre aspectos de beleza e qualidade de vida, mas sempre com ética e inovação.

- Antes e depois: Utilize imagens de antes e depois para mostrar os resultados de procedimentos, sempre com consentimento do paciente (de acordo com as novas regras do CFM). Essas imagens devem ser apresentadas de forma profissional e discreta, evitando exageros e garantindo realismo e honestidade.

- Vídeos demonstrativos: Crie vídeos que demonstrem procedimentos, cuidados pós-tratamento e dicas de manutenção. Isso não apenas educa, mas também desmistifica os processos e tranquiliza os pacientes potenciais. Respeitando as regras atuais do CFM.

- Seminários e webinars: Ofereça seminários online e workshops para discutir abertamente sobre os benefícios e riscos associados a diferentes procedimentos estéticos.

- Redes sociais: Use plataformas como Instagram e Tik Tok para compartilhar dicas de cuidados diários, depoimentos de pacientes e sessões de perguntas e respostas ao vivo. Não esqueça do tráfego pago.

- Eventos na clínica: Organize eventos na clínica que permitam aos pacientes experimentar produtos ou aprender sobre cuidados com a pele e beleza de uma forma interativa.

- Life style: Se, e somente se, for o seu perfil e fizer sentido para você, aborte um pouco seu estilo de vida. Evite exageros, situações que joguem contra a área da saúde, seja natural e leve e evite temas polêmicos onde nem você nem os pacientes ganham.

Cada especialidade médica requer uma abordagem única de marketing para destacar sua prática no mercado competitivo de saúde. Mesmo que, de alguma forma, esteja sendo um pouco repetitivo, acredito ser importante reforçar cada conceito.

Por isso, busque implementar estratégias personalizadas. A verdade é que médicos de todas as especialidades podem aprimorar sua visibilidade, atrair e reter pacientes.

CAPÍTULO 8

TENDÊNCIAS FUTURAS E INOVAÇÕES NO MARKETING MÉDICO

Se tudo que falamos até aqui parece e é moderno e, para muitos, novidade, dedico esse capítulo ao futuro do marketing médico.

Não que eu queira brincar de adivinhar o que está por vir. Mas podemos e temos também o dever de tentar traçar paralelos e projeções. E estar preparados para isso.

A verdade é que a medicina e o marketing médico estão sendo transformados por uma onda de inovações tecnológicas. Este capítulo explora como as novas tecnologias estão moldando o futuro do marketing na medicina, destacando os desafios éticos e regulatórios que emergem e as inúmeras oportunidades para os médicos se posicionarem como líderes em um cenário de saúde em evolução.

Inteligência artificial e personalização

A Inteligência Artificial (IA) está revolucionando diversos setores, e no marketing médico não é diferente.

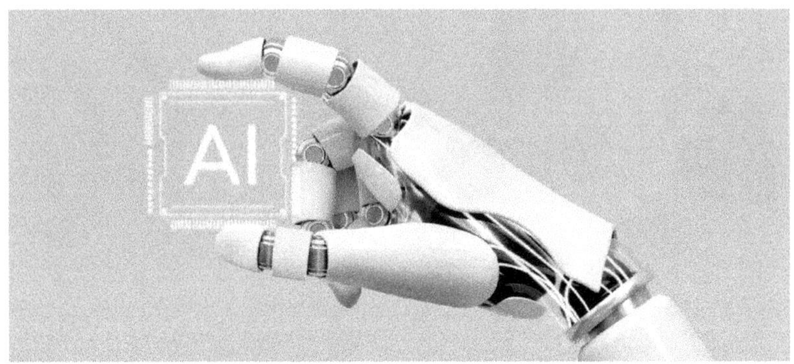

Ferramentas de IA são capazes de analisar grandes volumes de dados para identificar padrões e preferências dos pacientes, permitindo uma comunicação mais personalizada e eficiente.

Veremos um aumento no uso de chatbots inteligentes para pré-atendimento, sistemas de recomendação de conteúdo personalizado e análises preditivas para otimizar campanhas de marketing.

Realidade aumentada e realidade virtual

As tecnologias de Realidade Aumentada (RA) e Realidade Virtual (RV) estão começando a ganhar espaço no marketing médico, oferecendo experiências imersivas e educativas para os pacientes.

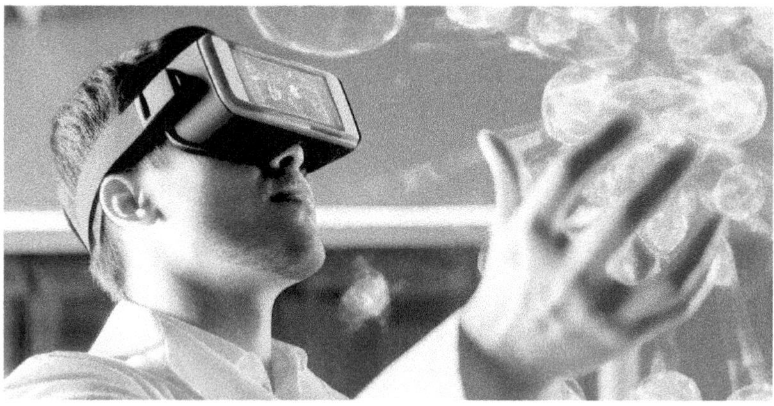

Desde tours virtuais por clínicas até simulações de procedimentos médicos, essas tecnologias proporcionam um novo nível de engajamento e compreensão.

Marketing de influência na medicina

O marketing de influência tem ganhado força em diversos setores, e na medicina, médicos influenciadores estão começando a surgir.

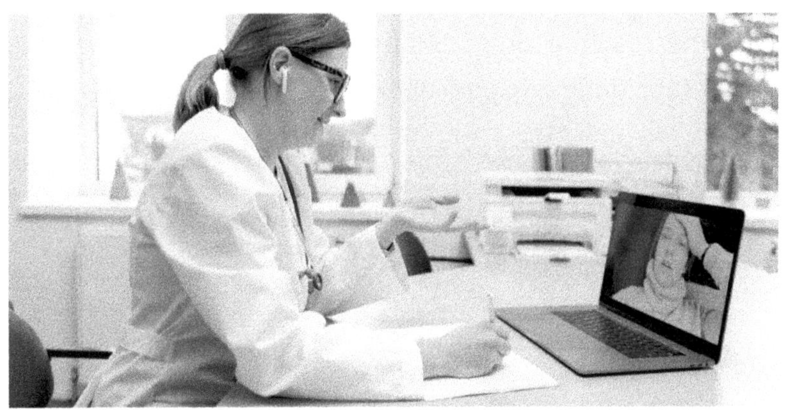

Esses profissionais utilizam suas plataformas para educar o público, compartilhar experiências e humanizar a profissão.

Foco na experiência do paciente

A experiência do paciente está se tornando um diferencial competitivo crucial. Investir em uma jornada do paciente suave, desde o primeiro contato até o pós-atendimento, é essencial.

Isso inclui melhorar a comunicação, reduzir tempos de espera e utilizar feedbacks para aprimorar constantemente os serviços.

Sustentabilidade e responsabilidade social

Os pacientes estão cada vez mais conscientes e valorizam marcas que demonstram comprometimento com a sustentabilidade e responsabilidade social.

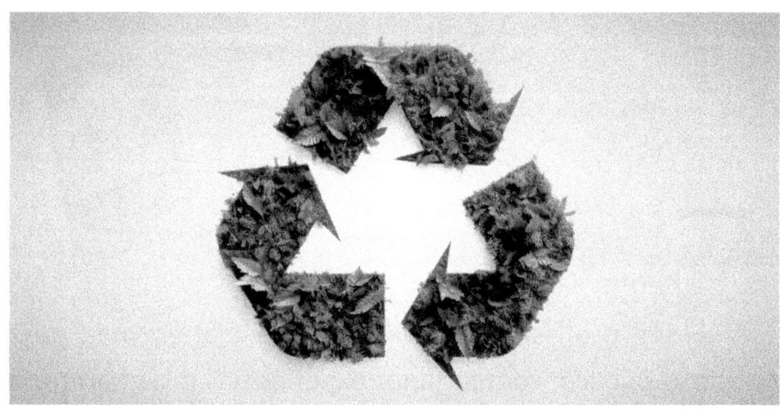

Médicos e clínicas podem se destacar adotando práticas sustentáveis e envolvendo-se em iniciativas sociais, comunicando essas ações de forma transparente e autêntica.

As inovações e tendências no marketing médico estão pavimentando o caminho para uma medicina mais conectada, personalizada e humanizada.

Ao se antecipar e abraçar essas mudanças, médicos e clínicas têm a oportunidade de fortalecer sua presença no mercado, construir relações mais significativas com os pacientes e, ultimately, impulsionar o sucesso de suas práticas.

Desafios éticos e regulatórios

Você já ouviu essa frase: Com grandes poderes vêm grandes responsabilidades. As inovações no marketing médico trazem consigo uma série de considerações éticas e regulatórias que precisam ser muito bem gerenciadas. Certamente isso irá aumentar no futuro.

- **Privacidade e segurança de dados:** A crescente digitalização de registros médicos e o uso de dados para marketing vão exigir rigorosos protocolos de segurança para proteger a privacidade dos pacientes.

- **Consentimento informado:** As campanhas de marketing deverão garantir que o consentimento para coleta e uso de dados seja obtido de maneira clara e inequívoca.

- **Transparência e autenticidade:** Manter a transparência nas campanhas de marketing, especialmente aquelas que utilizam dados preditivos e personalização, é crucial para manter a confiança do paciente.

Oportunidades de crescimento e colaboração

Este novo ambiente oferece várias oportunidades para médicos e profissionais da saúde expandirem suas práticas e aumentarem seu alcance.

- **Colaborações com startups de tecnologia:** Parcerias com startups de saúde digital poderão proporcionar acesso a tecnologias inovadoras e a oportunidade de co-desenvolver novas soluções.
- **Plataformas de saúde digitais:** Participar ou criar plataformas de saúde digitais poderão ajudar a alcançar um público mais amplo e oferecer serviços como consultas online e monitoramento remoto de pacientes.
- **Inovação em serviços de telemedicina:** A telemedicina está se expandindo rapidamente, e os médicos poderão explorar futuramente novos modelos de atendimento ao paciente e monitoramento de saúde a distância.

O futuro do marketing médico e também da medicina estão ligados ao progresso tecnológico e à inovação contínua.

Enquanto navegamos por este novo território, é fundamental se manter atento às mudanças, cada vez mais rápidas.

Ao abraçar essas novas ferramentas e estratégias, os médicos não apenas melhoram a eficácia de suas práticas, mas também contribuem significativamente para a evolução da medicina.

Acredito que cada médico deverá explorar estas oportunidades com curiosidade e prudência, garantindo que o cuidado ao paciente permaneça no coração de todas as iniciativas de marketing.

CAPÍTULO 9

NOVA RESOLUÇÃO DO CFM: UM HORIZONTE AMPLIADO PARA O MARKETING MÉDICO

A resolução nº 2.336/2023 do Conselho Federal de Medicina (CFM) representa um marco na história da publicidade médica no Brasil.

Após um processo minucioso e colaborativo, o CFM atualizou suas diretrizes para refletir as nuances da era digital e as crescentes demandas por transparência e informação. Vamos mergulhar em como essas mudanças podem ser benéficas para a sua prática médica.

Divulgação nas redes sociais

Finalmente, o poder das redes sociais está ao alcance dos médicos! Com a liberação para divulgar trabalhos, procedimentos e informações úteis, os profissionais da saúde têm agora uma ferramenta robusta para construir autoridade e confiança.

- Use esse espaço para compartilhar artigos, vídeos educativos e responder às dúvidas mais frequentes dos pacientes;
- Mantenha a ética e o profissionalismo em todas as publicações;
- Compartilhe depoimentos de pacientes de forma responsável, sem promessas de resultados.

Publicidade de equipamentos

Mostrar os equipamentos disponíveis em sua clínica ou consultório pode ser um grande diferencial. Isso transmite transparência e mostra comprometimento com a qualidade do atendimento.

- Faça posts educativos mostrando como determinados equipamentos contribuem para o diagnóstico ou tratamento;

- Explique as tecnologias por trás dos equipamentos e como eles beneficiam os pacientes.

Uso educacional de imagens de pacientes

Esta é uma área sensível, mas extremamente valiosa para fins educacionais. As imagens podem ser uma ferramenta poderosa para explicar procedimentos, resultados possíveis e o processo de recuperação.

- Sempre obtenha o consentimento explícito do paciente antes de usar suas imagens;

- Acompanhe as imagens com textos educativos e informativos;

- Certifique-se de que as imagens são pertinentes à sua especialidade e contribuem para o entendimento do público.

Divulgação de preços e campanhas promocionais

A transparência nos preços e a possibilidade de realizar promoções podem ajudar a atrair novos pacientes e tornar os serviços médicos mais acessíveis.

- Seja claro e transparente ao divulgar preços e promoções;
- Evite comparações diretas com outros profissionais da saúde;
- Use essas estratégias de forma ética, garantindo que a qualidade do atendimento não seja comprometida.

Investimentos em negócios externos

Diversificar as fontes de renda é uma estratégia inteligente, e agora os médicos têm mais liberdade para explorar oportunidades fora da área médica.

- Explore oportunidades que estejam alinhadas com seus valores e ética profissional;

- Mantenha a transparência sobre seus investimentos, evitando conflitos de interesse.

Restrições mantidas

É crucial entender que, apesar das novas liberdades, certas práticas permanecem restritas para garantir a segurança e a integridade na medicina.

- Esteja ciente e respeite as restrições existentes;
- Continue aprimorando seus conhecimentos e habilidades, mantendo-se atualizado sobre as melhores práticas na medicina.

Ao adotar essas práticas inovadoras, mantendo sempre o foco na ética e na responsabilidade, os médicos podem construir uma presença online forte, educar o público e, finalmente, melhorar o cuidado ao paciente.

Não se esqueça:

- **Conheça as regras:** É importante conhecer as regras gerais de publicidade e propaganda médica na íntegra. Essas regras estão disponíveis no site do CFM;
- **Fique atento às tendências:** O marketing médico está sempre evoluindo. É importante ficar atento às

tendências para garantir que suas estratégias tenham sucesso;

- **Não perca sua essência:** Mesmo com as novas regras, não vá na contramão do que você acredita como médico.

A nova resolução do CFM oferece uma série de oportunidades para os médicos que desejam investir em marketing médico. Você pode aproveitar essas oportunidades para promover seus serviços de forma eficaz e ética.

CONSIDERAÇÕES FINAIS

Ao longo deste livro, embarcamos juntos em uma jornada fascinante pelo universo do marketing médico. Navegamos desde as bases fundamentais até as inovações mais recentes, desbravando temas e derrubando mitos que cercam o marketing para médicos

É impressionante observar o quanto a área médica evoluiu e como o marketing se tornou um aliado indispensável para médicos e profissionais da saúde. A transformação digital abriu portas, ampliou horizontes e democratizou o acesso à informação, permitindo uma conexão mais humana e personalizada entre médicos e pacientes.

Nesta nova era, é crucial que mantenhamos nossos valores éticos e humanos à frente de todas as nossas ações. O marketing, quando feito com integridade e autenticidade, tem o poder de transcender a simples promoção, tornando-se uma ferramenta de educação, inspiração e, acima de tudo, uma ponte para relações mais sólidas e significativas.

As tendências e inovações que discutimos apontam para um futuro brilhante e repleto de possibilidades. No entanto, é essencial lembrar que o futuro não é um destino distante. Ele está sendo construído agora, com cada ação que tomamos e cada decisão que fazemos.

Você, caro Médico, está agora armado com conhecimento, estratégias e uma visão clara do caminho a seguir. O mundo do marketing médico está ao seu alcance, e a oportunidade de fazer a diferença na vida de seus pacientes é imensa.

Lembre-se, o aprendizado e o crescimento nunca terminam. Continue a explorar, a questionar e a inovar. Mantenha-se curioso e aberto às novas possibilidades que surgirão.

Sou apaixonado por marketing médico, por isso minha mais sincera gratidão por me permitir ser seu guia nesta jornada. Espero que este livro tenha sido uma fonte de inspiração, conhecimento e um catalisador para a ação. Que você possa levar adiante as lições aprendidas e aplicá-las para criar um impacto positivo na vida daqueles que atende.

O marketing médico é uma arte e uma ciência, um campo vibrante e em constante evolução. À medida que fechamos este capítulo, não pense nisso como um final, mas como um novo começo.

A jornada é longa, mas é recompensadora. Avante, médico, o futuro está chamando.

Fim da Jornada, Mas Não do Caminho.

SOBRE O AUTOR

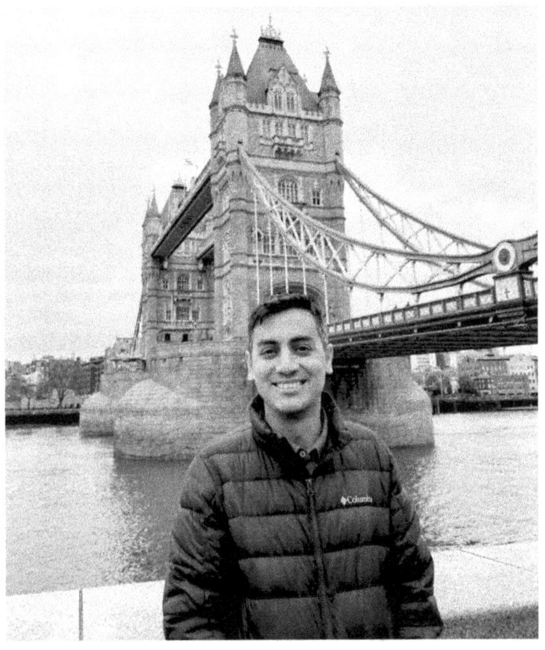

Diogo Rodrigues é formado em Comunicação Social - Publicidade e Propaganda, MBA em Marketing Empresarial UFF - RJ e Especialista em Marketing Médico.

Fundador da Agência do Médico Brasil, *Agencia de Médicos Espanha*, Grupo Agências e Marketing para Brasileiros - Europa, fez parte de centenas de projetos que mudaram a perspectiva do Marketing Digital para Médicos.

Atualmente vive em Madrid e graças ao Digital atua em diferentes países.

www.ingramcontent.com/pod-product-compliance
Ingram Content Group UK Ltd.
Pitfield, Milton Keynes, MK11 3LW, UK
UKHW021955190726
13853UKWH00004B/1554

9 788547 109493